# Dr Regad

## LES APPLICATIONS MÉDICALES
## DE L'ÉLECTRICITÉ
## ET DES RAYONS X

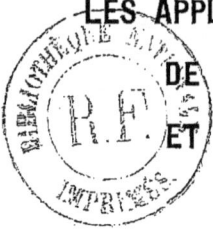

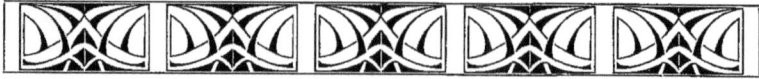

# Institut d'Electrothérapie
## et de Radiologie
### de Valence

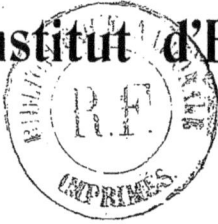

≋ ≋ ≋

LORSQUE nous installâmes à Valence un Cabinet d'Electricité médicale et de Radiologie nous eûmes le désir de combler une lacune. De jour en jour, en effet, les applications thérapeutiques de cette branche de la physique nécessitent de la part du médecin des connaissances plus précises, une instrumentation plus variée. D'autre part, la marche normale d'un matériel compliqué ne peut s'obtenir que par l'utilisation journalière grâce à la centralisation des malades.

Jadis la petite bobine de Rhumkorff donnant du courant faradique considérée comme une panacée universelle constituait le matériel électrique de tout praticien. Elle causa malgré elle bien des déboires et notre spécialité, pendant longtemps, subit le contre coup des désillusions qu'elle avait provoquées. Aujourd'hui, grâce à une étude plus approfondie des réactions électriques suivie de résultats probants, grâce à une technique plus sûre, l'emploi du courant continu à haute intensité et des courants rythmés est entré dans la pratique. Il nous suffit de citer les guérisons obtenues par l'*Ionisation* pour signaler une des acquisitions les plus importantes faites durant ces dernières années dans cet ordre d'idées. Mais cette technique considérablement perfectionnée échappe au praticien qui ne possède pas le matériel nécessaire pour en assurer la mise en œuvre dans tous ses détails s'il veut obtenir des résultats sérieux.

Depuis l'année 1895, la découverte des Rayons X a ouvert à notre spécialité un champ d'études encore plus vaste, d'un intérêt captivant pour tout médecin qui s'intéresse aux progrès que la radiologie fait journellement à pas de géants. Au début, la *Radiographie* se bornait à donner des images vagues de régions peu épaisses, souvent mal interprétées et accusées d'erreurs, alors que la nouveauté du moyen d'investigation et le manque de pratique étaient seuls coupables. Aujourd'hui la technique est plus savante, la puissance de pénétration des rayons incomparablement plus forte : les résultats sont devenus si nets et si utilisables que bien peu de nos maîtres négligent les indications qu'ils peuvent leur fournir.

On peut en dire autant de la *Radioscopie*, procédé d'investigation vraiment souple qui présente à l'œil de l'observateur l'organe vivant et fonctionnant, qui permet, par la multiplicité des aspects, une synthèse des images successives et partant une interprétation plus exacte des symptômes relevés par l'examen clinique. Ici encore, l'augmentation de la lumière, le réglage plus commode, la pénétration plus grande des rayons due au perfectionnement récent du matériel ont permis d'étendre en profondeur le champ des investigations. C'est pourquoi, dans ce domaine à peine défriché, l'initiative, d'où qu'elle vienne ne peut être blâmée. Si le praticien et le spécialiste sont tenus d'éclairer avec tous les scrupules de leur conscience les tendances de leurs malades, si parfois ils ont à lutter avec des malentendus ou des idées toutes faites issus de lectures insuffisantes ou mal comprises, il ne s'ensuit pas qu'on fasse œuvre utile en décourageant un homme qui souffre et qui cherche un soulagement à ses maux en désirant " passer aux rayons X ". Les surprises de la radioscopie sont journalières : nos confrères des hôpitaux ne nous contrediront pas.

Enfin, depuis le dosage pratique des rayons X la *Radiothérapie* est venue doter la thérapeutique d'un agent qui tout en ne guérissant pas tout, cela va sans dire, possède à son actif des succès si constants et si durables qu'il peut se ranger parmi les progrès les plus remarquables de la science moderne. Ce procédé absolument indolore et inoffensif, quand il est bien appliqué, permet avec un résultat esthétique et conservateur qui lui est propre, de guérir des affections parfois curables jadis mais au prix de délabrements très pénibles pour le malade. La thérapeutique des maladies de la peau lui est, en outre, redevable de guérisons nombreuses et inattendues.

Devant le perfectionnement de la technique et les résultats obtenus dans notre pratique, nous avons tenu à donner à notre nouvelle installation toute l'ampleur qu'ils exigeaient. Ceux d'entre nos confrères qui nous ont fait l'honneur de leur visite et qui ont suivi pas à pas nos travaux ont été les bienvenus et ont pu se rendre compte que nous n'avons rien négligé pour arriver au but. Nous avons établi des appareils de radiographie rapide (1) permettant de faire des images des régions les plus épaisses dans un temps ne dépassant pas une seconde. Nos examens radioscopiques se font avec une lumière puissante et avec toute la souplesse désirable. Notre installation de

(1) Dispositif du Docteur Arcelin.

radiothérapie nous permet de traiter les malades dans le minimum de temps, détail appréciable pour une clientèle s'imposant de grands déplacements pour venir à nous.

La loi qui assure l'application de l'assistance médicale gratuite et les règlements particuliers aux départements de la Drôme et de l'Ardèche autorisent les médecins traitants à diriger sous le contrôle des communes leurs malades vers le cabinet du spécialiste ; ils trouveront toujours l'accueil sympathique que réclament leur état et leurs conditions d'existence. L'Hôpital général de Valence, en nous autorisant avec bienveillance à établir un service de Radiologie, nous a permis d'y recevoir les malades qui doivent bénéficier de soins impossibles à réaliser dans le milieu où ils vivent du fait de la continuité et de la précision qu'exige le traitement.

La construction des appareils a été confiée à des Maisons de tout premier ordre (1), dont les innovations ont largement fait leurs preuves dans les laboratoires de spécialistes renommés ; nous nous sommes ainsi entouré de toutes les garanties désirables. Toutefois, nous avons tenu à éliminer de notre instrumentation et de notre pratique les appareils et les méthodes qui doivent plus leur vogue à la réclame des grands quotidiens qu'aux observations cliniques sincères.

Enfin, il est un point qu'il nous paraît essentiel d'établir de la façon la plus nette et sans équivoque possible. Si la spécialisation du médecin électricien et radiologue doit être absolue en raison de l'instrumentation et des connaissances particulières qu'il doit posséder, il ne s'en suit pas qu'il doive s'enfermer dans sa tour d'ivoire. Bien au contraire, c'est par une continuelle communion d'idées entre le médecin traitant et lui que le malade pourra tirer

(1) Maisons Maury, de Lyon, Drault, Gaiffe et Roycourt, de Paris.

un bénéfice sérieux de l'emploi des méthodes mises en œuvre. Souvent nous voyons des malades envoyés sans diagnostic, sans indications précises, parfois ceux-ci viennent à nous en cachette de leur médecin. Nous déplorons l'une et l'autre de ces conditions car elles nous privent de renseignements précis, d'un contrôle que nous sommes le premier à demander. La Radiologie n'est pas destinée à supplanter les moyens d'investigation précieux que possède la clinique, elle vient à son aide au même titre que bien des découvertes récentes. Qui voudrait aiguiller cette science dans une autre voie serait son meilleur ennemi.

En résumé, en décrivant ici les différentes parties de notre installation et en essayant de délimiter son champ d'action, nous ne rougissons pas de le dire, nous cherchons à vulgariser les nouvelles méthodes et à faire œuvre de décentralisation. Pourquoi le malade se verrait-il imposer des sacrifices souvent considérables pour aller chercher bien loin ce qu'il peut trouver plus près avec toutes les garanties désirables ; pourquoi le médecin ne se servirait-il pas plus souvent de ressources qui sont plus à sa portée ? A cela tendent tous nos efforts : la fonction crée l'organe.

D^R REGAD

*Chargé du service de Radiologie à l'Hôpital général de Valence.*

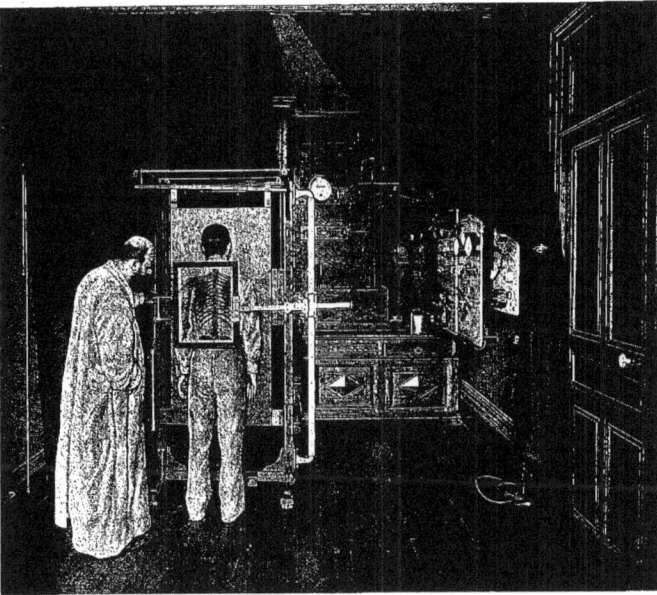

Dispositif pour la Radioscopie.

# RADIOSCOPIE

La Radioscopie consiste à recueillir les Rayons X qui n'influencent pas directement notre œil sur un écran recouvert d'une substance chimique devenant lumineuse et perceptible pour notre rétine lorsqu'ils viennent à la frapper.

La partie du corps à examiner est interposée entre l'ampoule productrice et l'écran. Les rayons traversent les tissus d'autant moins que ceux-ci sont plus épais ou plus denses. Il en résulte une image à tonalités variables. La peau et les parties molles présentent donc une teinte plus intense que le tissu osseux qui absorbe plus de rayons. Certains viscères (cœur, foie, rate) donnent des impressions proportionnées à leur épaisseur et à leur consistance ; d'autres (estomac, intestin) apparaissent en zones claires en rapport avec leur état de distension ou de vacuité. Les organes internes rendus artificiellement opaques se détachent en masses foncées sur un fond plus lumineux.

L'image radioscopique n'a pas l'intensité et la netteté qu'on lui attribue généralement dans le public. Il faut un œil exercé pour retrouver dans les ombres offertes par l'écran les relations qu'une longue étude a établies entre elles et les formes enseignées par l'anatomie normale. Parfois même, des notions classiques ont été bouleversées et abandonnées à la suite de l'examen de l'organe en fonction. De même que jadis le médecin a dû s'appliquer à entendre des bruits divers et à discerner des sensations tactiles nouvelles, de même aujourd'hui l'œil de l'observateur doit être instruit de la valeur et de la signification des ombres perçues et rattacher les signes qu'elles lui offrent aux indications fournies par les autres examens.

Le radiologue doit être médecin, c'est à cette condition seulement que la Radioscopie peut donner des résultats utiles. Nous voyons si l'organe a ses dimensions et sa consistance habituelles, si dans la profondeur qui échappe à nos autres sens il ne se trouve pas une altération de densité ou de forme. Parfois nous découvrons un corps étranger, une production de tissu nouveau. Nous cherchons une balle près de son orifice d'entrée, nous la retrouvons parfois fort loin. Une aiguille a pénétré dans les téguments, la radioscopie nous donne sa direction, sa profondeur et l'extraction devient plus facile. Les exemples abondent des résultats positifs de la Radioscopie. Cette méthode d'investigation **absolument inoffensive et indolore** entre de plus en plus dans la pratique. C'est depuis bien longtemps le désir de tout médecin de voir ce qu'il entend, ce qu'il sent et si la découverte de Roentgen n'a pas comblé tous les désidérata, s'il ne reconnaît pas l'organe tel que le professeur d'anatomie pathologique le décrit (cela ne se peut pas) le chemin parcouru est déjà beau. Les Rayons X, en effet, ne donnent pas la sensation du relief, ils ne fournissent que des projections planes et l'avantage que présente à l'observateur la Radioscopie consiste précisément dans la possibilité de changer à son gré la position du malade, de faire fonctionner les organes sous ses yeux, et par la succession des images de lui permettre de se rendre compte des meilleures conditions de l'examen. La Radiographie lui offre alors, s'il le désire, la possibilité de garder une trace durable et plus nette quoique inanimée.

Ainsi donc demandons à la Radioscopie ce qu'elle peut nous donner. Les maladies du cœur, des poumons, de l'estomac ; les lésions chirurgicales (fractures, luxations, corps étrangers, tumeurs profondes), fournissent déjà une copieuse moisson. N'oublions pas toutefois qu'il y a des découvertes radioscopiques et que le diagnostic le mieux établi ne perd pas souvent à s'entourer d'une garantie nouvelle.

# RADIOGRAPHIE

La Radiographie utilise la propriété qu'ont les rayons de Roentgen d'impressionner la plaque photographique. Il suffit de remplacer l'écran radioscopique par une surface sensible pour

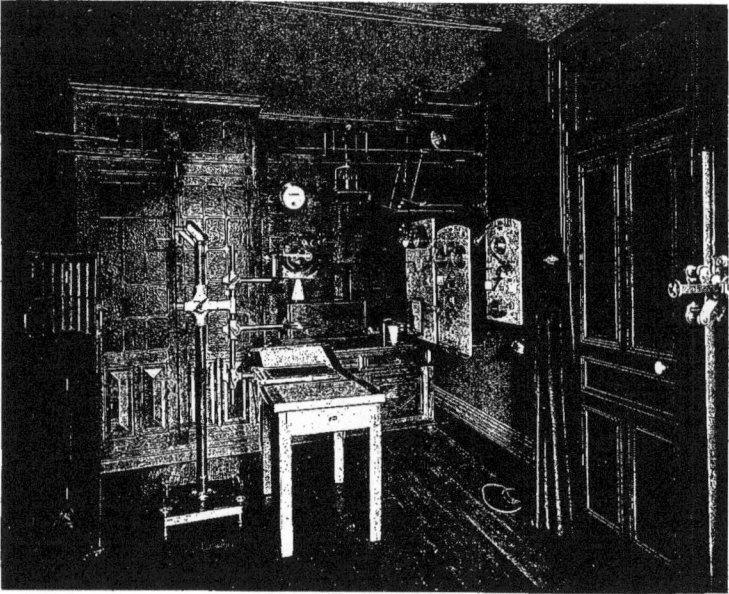

Salle de Radiographie

obtenir après développement une image donnant des noirs et des blancs au prorata de la densité des tissus traversés, mais la technique varie suivant les régions à examiner ; au fur et à mesure que l'épaisseur augmente les difficultés s'accroissent et celles-ci se compliquent encore suivant la nature de l'image demandée.

Au début de la Radiographie on ne pouvait obtenir que les lésions osseuses ; les poses longues, par suite de la diffusion des rayons, supprimaient les détails dans les demi-teintes et ne laissaient subsister que les contrastes violents. En perfectionnant la technique on obtint des images plus nuancées et une précision plus grande, mais malgré tout, la durée encore trop longue de l'opération était un obstacle insurmontable lorsqu'il s'agissait des organes animés comme le cœur, le poumon, l'estomac, l'intestin.

Aujourd'hui l'intensité supportée par les tubes est infiniment plus grande. Alors qu'on ne pouvait faire passer dans une ampoule que deux à trois milliampères, une radiographie du rein, par exemple, nécessitait une pose de plusieurs minutes : à l'heure actuelle où les tubes supportent une intensité de 40 milliampères, la durée d'exposition est réduite à une fraction de seconde, grâce à l'emploi d'écrans renforçateurs, découverte encore plus récente. Il en résulte une **innocuité complète, une fatigue nulle** pour le malade, et le médecin n'a plus à se préoccuper des complications qui ont permis aux détracteurs de la méthode, aux jalousies qu'elle a suscitées, soigneusement entretenues dans l'esprit d'un public mal averti, de jeter sur elle un discrédit dont elle subit encore le contre-coup et cela au préjudice des malades.

La Radiographie rapide des **poumons** décèle des lésions au début dans un grand nombre de cas ; elle montre l'arborisation bronchique, ses dilatations dans les lésions chroniques simples et permet de se rendre un compte exact de l'état des ganglions.

La thérapeutique de l'**estomac** y puise d'utiles renseignements : grâce à l'ingestion d'une préparation bismuthée il devient tellement apparent que les spectateurs non initiés peuvent suivre avec intérêt les mouvements péristaltiques de l'organe. Le radiogramme obtenu à ce moment par un éclair intensif montre nettement l'étendue de la dilatation et les formes anormales.

La pathologie et la physiologie de l'**intestin** ont su tirer parti des aspects fournis par la Radiographie. Par une préparation consistant à le rendre opaque aux rayons on peut surprendre ses contractions, sa perméabilité et son fonctionnement.

L'**appareil urinaire** lui-même, parce que profondément situé, a tiré un grand bénéfice de la mise en pratique de la radiographie intensive. Les calculs rénaux se voient nettement et l'on peut dire que depuis cette innovation les médecins urologistes utilisent d'une façon systématique les résultats précis qu'elle leur apporte pour formuler leur diagnostic et établir l'opportunité des interventions qu'ils conseillent.

Nous n'avons parlé que des récentes acquisitions de la radiographie ; mais l'étude des affections du squelette (fractures, luxations), la recherche des lésions inflammatoires (arthrites, ostéites), des corps étrangers de toutes sortes, quoique de date ancienne n'ont pu que bénéficier du perfectionnement de la technique. Il nous est impossible de signaler tous les cas où l'on peut avoir recours à ce genre d'examen. Le médecin traitant connaît comme nous les besoins de ses malades ; il en est le meilleur juge puisqu'il assume la responsabilité de ses actes.

# RADIOTHÉRAPIE

La Radiothérapie est née de la radiodermite. Les accidents aigus éprouvés par les malades lors des premières applications et, dans la suite, par les médecins soumis sans aucune protection d'une façon permanente aux Rayons X donnèrent à certains d'entre eux l'idée d'utiliser, dans un but thérapeutique, les modifications des tissus observés. L'incertitude des doses appliquées, la divergence des résultats variant avec une technique indécise amenèrent une hésitation qui influença profondément l'évolution de la récente découverte. Ce n'était à ce moment qu'une curiosité

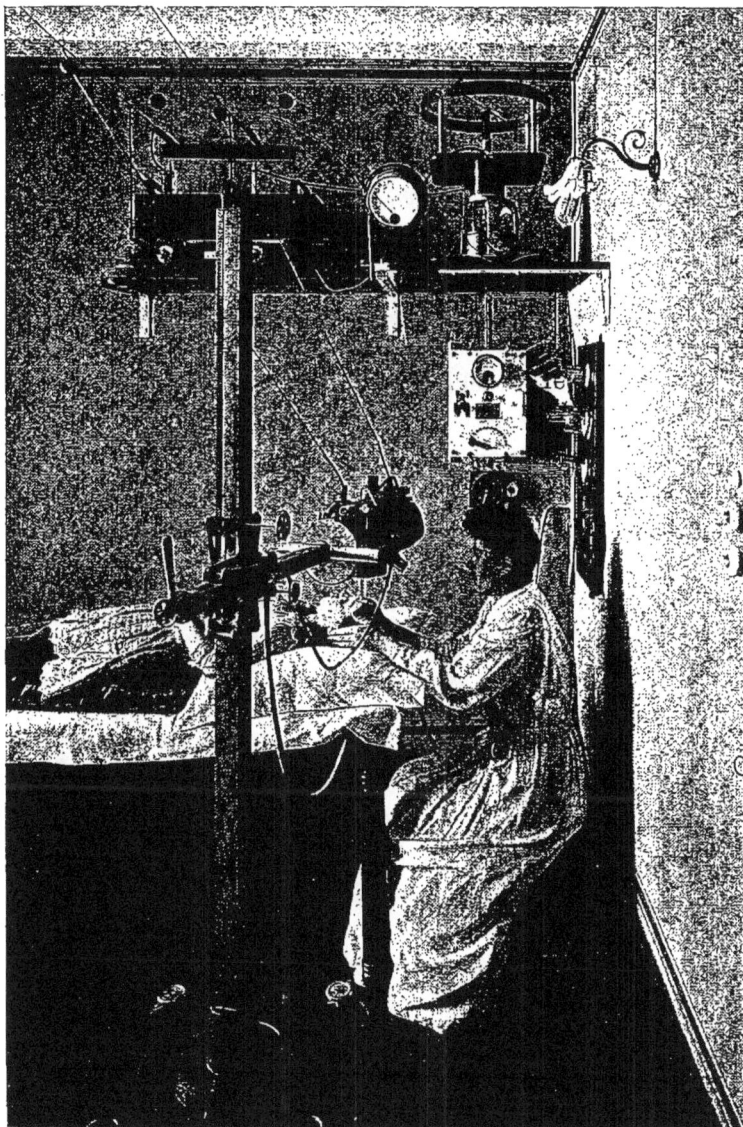

**RADIOTHÉRAPIE**

Traitement d'un nœvus (envie).

de laboratoire ; car, ignorant la cause exacte des lésions observées, les médecins n'osaient en face de leur clientèle entreprendre un traitement parce qu'ils ne pouvaient en prévoir l'issue.

Dès l'année 1902, des moyens de mesure sont découverts tant pour la qualité des rayons que pour la quantité appliquées. A partir de cet instant le praticien n'opère plus aveuglément, les observations se multiplient et se complètent : la technique est créée dans ses grandes lignes et se précise encore dans la suite. Une période de développement intense s'ouvre pour cette branche de la thérapeutique qui, en raison de ses succès, subit un essor extraordinaire.

Nous ne pouvons que résumer ici les notions générales acquises à l'heure actuelle sans entrer dans des détails techniques intéressant seuls le spécialiste.

**Action due aux conditions physiques.** — L'effet produit est proportionnel à la quantité et à la qualité des rayons : rayons mous peu pénétrants, rayons durs ou pénétrants. Les régions sont d'autant plus influencées qu'elles sont plus superficielles.

**Action due aux conditions biologiques.** — La nature des tissus, leur type normal ou pathologique, leur âge, leur rapidité d'évolution, constituent les facteurs principaux qui décident de l'opportunité des applications et des bienfaits qu'on peut en attendre.

Des maladies antérieures ou actuelles (syphilis, tuberculose, diabète, etc.) ont une influence sur la direction du traitement en modifiant la résistance générale des tissus.

La sensibilité spéciale de certains sujets (idiosyncrasie) quoique très rare est aujourd'hui admise (Congrès de Lyon de 1906) et Congrès de Dijon, août 1911). Elle intervient parfois dans la mesure des doses applicables et la nature des résultats.

Les Rayons X n'agissent pas, ainsi qu'on le croit dans le public, à la manière d'un cautère physique ou chimique qui détruit en brûlant tout aveuglement ; ils stérilisent la cellule malade en arrêtant son évolution, en la frappant de mort et, tout à la fois en excitant la vitalité de la cellule normale et les moyens de défense de l'organisme, ils permettent la cicatrisation normale de la lésion ou la résorption progressive des tissus de nouvelle formation.

Les Rayons de Roentgen ont, en outre, une action analgésique sur les extrémités nerveuses qui se trouvent dans les territoires irradiés, propriété précieuse lorsqu'il s'agit de lésions incurables.

La Radiothérapie est absolument indolore, le malade n'éprouve aucune sensation au moment des séances. Celles-ci sont espacées de quinze jours et plus suivant la nature et la rapidité du traitement. Les effets se font sentir à échéance plus ou moins longue ; mais dans aucun cas les modifications ne sont immédiates. En effet, d'après ce que nous avons dit, l'évolution des cellules mortifiées est indépendante de la volonté du médecin et la cicatrisation varie avec les réactions de l'organisme qui élimine peu à peu à l'extérieur ou résorbe les produits de désintégration. Enfin la présence au niveau des lésions d'éléments cellulaires normaux non détruits assure aux tissus de réparation un aspect presque normal et les résultats esthétiques obtenus ne rappellent en rien les déformations inhérentes aux ablations larges de la chirurgie, aux cautérisations par le fer rouge ou par les pâtes caustiques.

En résumé, les caractéristiques générales du traitement par les Rayons X sont : **l'innocuité absolue** quand il est manié avec douceur (ce qui à notre avis doit être la règle), **l'indolence complète des applications**, la **perfection esthétique** des résultats Ajoutons encore que nombre d'affections incurables jadis sont guéries par ce procédé à condition toutefois de ne pas trop en différer l'emploi.

Ne pouvant donner ici au sujet de chaque maladie le détail des effets observés, nous nous contenterons de classer d'après les meilleures publications les formes susceptibles de retirer un bénéfice réel de cette nouvelle thérapeutique :

**Action dépilante** . . . .
- Hypertricose (épilation).
- Teigne.
- Favus.
- Sycosis, folliculite (barbe-moustache).
- Blépharite.

**Action stimulante du systè-me pileux** . . . . . .
- Pelade.
- Alopécie.

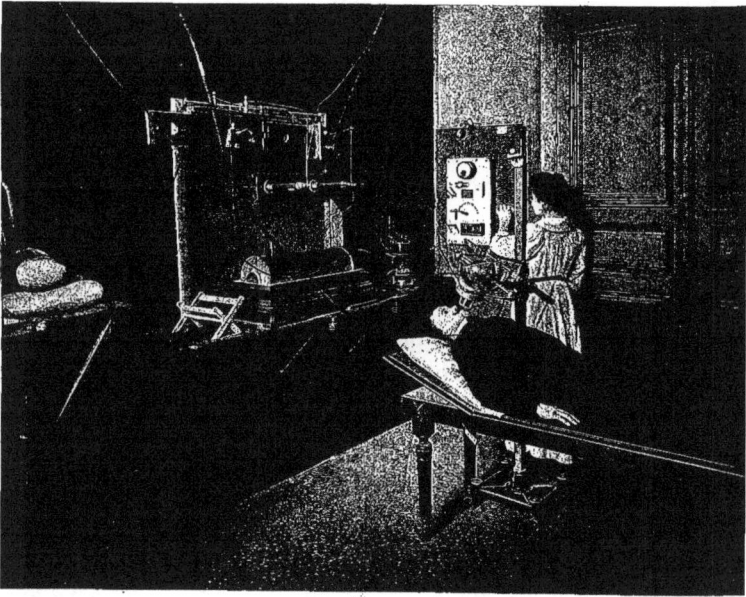

Service de Radiologie.

**Action kératolytique** . . .
{
Psoriasis.
Acné (couperose) vulgaire, rosacée, pus-
tuleuse.
Acné hypertrophique.
Séborréides. Séborrhée concrète sénile
préépithéliomateuse.
Lichen. Lichenisation.
}

**Action analgésique.** . . .
{
Dermatoses prurigineuses.
Prurit sine materia. Prurit ano-vulvaire.
Prurigo.
Eczéma.
}

**Dermatoses à microbe spé-cifique** . . . . . . .
{
Lupus. Lupus tuberculeux.
Lupus érythémateux.
Tuberculose verruqueuse.
}

**Action résolutive sur les néo-formations conjonctives** .
{
Sclérodermie.
Kéloïdes.
Sarcomes. Melano-sarcome.
Lipome.
}

**Action résolutive sur les tu-meurs du tissu lymphatique**
{
Lympho-sarcome.
Lymphadénie.
Leucémie.
Mycosis fongoïde.
Adénites bacillaires non suppurées, sup-
purées.
}

**Action résolutive sur les néo-formations épithéliales** .
{
Verrues et cornes cutanées.
Epithélioma cutané — lèvres.
Cancer du sein, irradiations post- opéra-
toires.
Cancer du sein, récidives cutanées post-
opératoires.
Ephélides.
}

**Affections diverses.** . . .
{
Nœvi pigmentaires, vasculaires (envies,
taches de vin).
Intertrigo.
Vititigo.
Zona.
Xérodermie pigmentaire
Plaies anciennes, atones. Ulcère variqueux
Scrofulodermie.
Ichtyose.
Eléphantiasis
Hyperhydrose.
Goître exophtalmique.
Végétations du gland et de la vulve.
}

# ÉLECTROTHÉRAPIE CLINIQUE

Les applications du courant continu (galvanique) ou du courant interrompu (faradique) ont subi des fluctuations nombreuses depuis le jour où l'électricité a été admise en médecine, cela date d'un siècle environ. Sans songer à faire l'historique de cette évolution nous ne voulons que signaler les affections où cet agent thérapeutique donne des résultats prouvés par une longue observation.

**Maladies du système musculaire** . . . . . . .
- Atrophies en général.
- Atrophies consécutives aux traumatismes

**Maladies de la moelle, du système nerveux, moteur et sensitif** . . . . .
- Paralysie infantile.
- Hémiplégie.
- Névrites périphériques.
- Sciatique.
- Polynévrite alcoolique, saturnine.
- Paralysie faciale.
- Névralgies intercostales.
- Migraines.

**Névroses** . . . . . . .
- Hystérie — anesthésie — hyperesthésie — contractures.
- Neurasthénie.
- Maladie des tics.
- Crampes professionnelles.

**Maladies du système articulaire et osseux.** . .
- Scoliose.
- Hydarthrose et atrophies consécutives.

**Maladies de l'appareil digestif.** . . . . . . .
- Paralysie du voile du palais.
- Œsophagisme.
- Vomissements nerveux de la grossesse.
- Dilatation de l'estomac
- Constipation.
- Entérite muco-membraneuse.
- Occlusion intestinale.
- Parésie du sphincter anal.

**Maladies de l'appareil respiratoire** . . . . .
- Paralysie du diaphragme.
- Pleurite douloureuse.

**Maladies de l'appareil génito-urinaire (Homme).**
- Paralysie vésicale.
- Incontinence d'urine.
- Névralgies du testicule
- Impuissance.

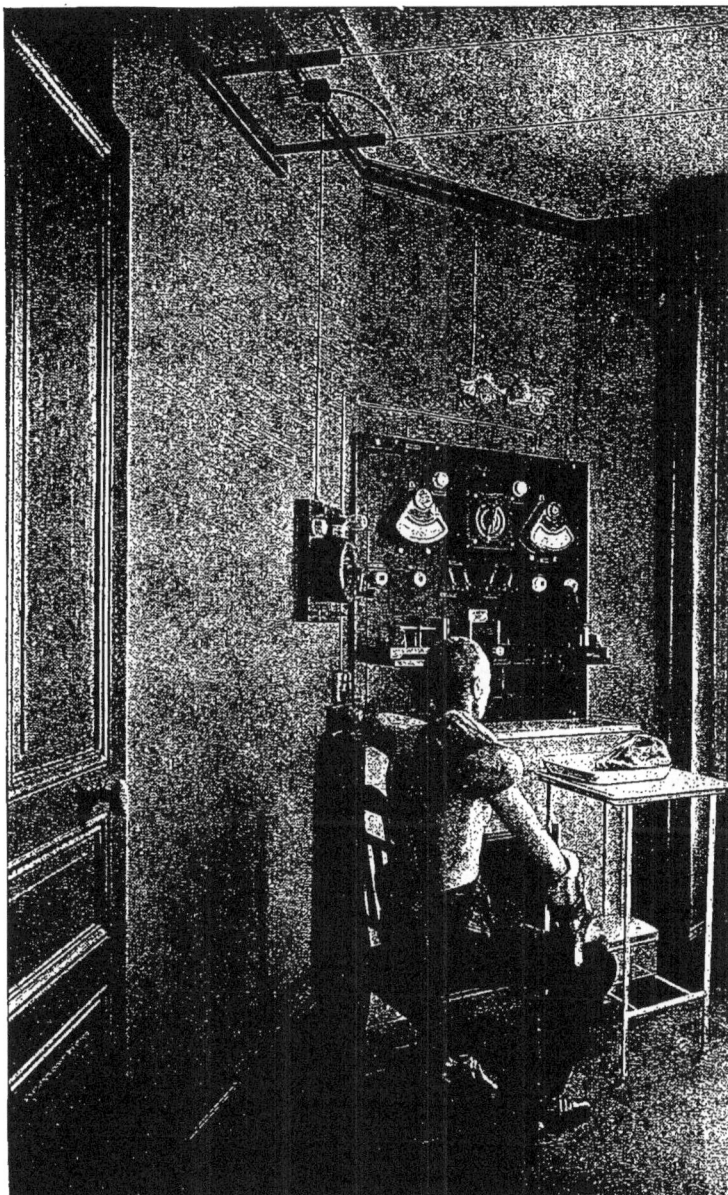

**IONOTHÉRAPIE ÉLECTRIQUE**

Introduction de l'ion lithium dans un cas d'arthrite de l'épaule.

|  |  |
|---|---|
| **Maladies de l'appareil génito-urinaire (Femme).** | Métrite chronique.<br>Subinvolution post-partum.<br>Atrésie du col utérin.<br>Douleurs orariennes.<br>Névralgies pelviennes.<br>Vaginisme.<br>Amenorrhée. Dysmenorrhée.<br>Insuffisance de la sécrétion lactée. |

# Electrolyse

L'électrolyse utilise le courant continu et la propriété qu'à le pôle négatif de créer des escharres non rétractiles. Elle nécessite suivant chaque application une technique toute spéciale qui constitue une véritable opération. Ce fait légitime une nomenclature séparée des affections qui relèvent de cette thérapeutique.

Angiomes. Nœvi materni (envies).
Ulcères variqueux.
Rétrécissements cicatriciels de l'œsophage.
Rétrécissements de l'urèthre.
Hypertricose.

# Ionisation

L'ionothérapie électrique consiste dans l'introduction d'un médicament dans l'organisme sous l'influence du courant continu.

Principe aussi ancien que la découverte de l'électricité, étude longue et diffuse durant le siècle dernier, mise au point d'une clarté et d'une précision remarquables durant les dix dernières années : telle est l'évolution d'une méthode aujourd'hui féconde en résultats pratiques.

« L'échange d'ions sous l'influence du courant entre deux solutions contiguës et partant l'introduction du médicament non seulement est possible, mais ne peut pas ne pas se produire, puisqu'il est indispensable au passage du courant, puisqu'il est le courant électrique lui-même » (Delherm et Laquerrière).

Les métaux et les alcaloïdes se portent de l'électrode positive à l'électrode négative. Les métalloïdes ou les radicaux acides se déplacent du pôle négatif au pôle positif. Les médicaments le plus fréquemment electrolysés sont : les chlorures de lithium, de sodium, de zinc ; le salicylate de soude ; l'iodure de potassium ; le sulfate de quinine ; le chlorhydrate de cocaïne, etc.

La quantité de substance active introduite est en rapport direct avec l'intensité du courant et le temps de passage.

Chaque médicament a une vitesse d'introduction qui lui est propre et la concentration du liquide entre comme facteur important dans les résultats des applications.

La technique des opérations, bien déterminée aujourd'hui, est minutieuse et réclame des soins spéciaux afin de réserver à chaque introduction tout l'effet qu'on peut en attendre. La séparation scrupuleuse du matériel et la préparation des liquides à électrolyser imposent à l'opérateur une précision qu'il est difficile d'obtenir dans tous les détails ailleurs que dans un cabinet d'électricité médicale où les applications de ce genre sont fréquentes et variées.

Nous signalons ci-dessous les principales affections qui peuvent retirer un bénéfice certain de l'ionothérapie électrique.

> Ankyloses ou empâtements articulaires consécutifs aux traumatismes.
> Névralgies du trijumeau.
> Rétraction de l'aponévrose palmaire.
> Cicatrices vicieuses.
> Rhûmatisme chronique, aigu.
> Goutte.
> Verrues.
> Epithélioma. Séborrhée.
> Lupus tuberculeux.

## Courants de haute fréquence

C'est d'Arsonval qui introduisit en thérapeutique les courants de haute fréquence d'où le nom d'*Arsonvalisation* donné à cette méthode.

Les courants de haute fréquence sont des courants alternatifs à oscillations extrêmement rapides. Ils ont la propriété de traverser l'organisme humain sans procurer au malade la moindre sensation.

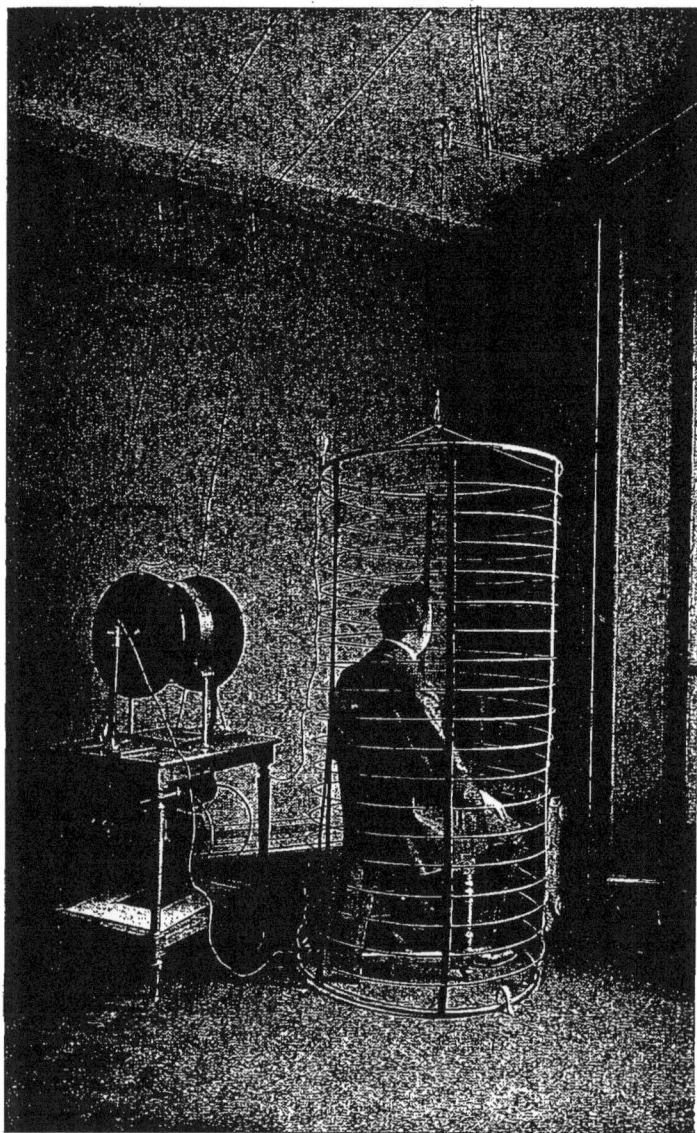

COURANTS DE HAUTE FRÉQUENCE

Cage de d'Arsonval.

On utilise comme source de courant dans la grande majorité des cas la machine statique ou la bobine d'induction. Les oscillations sont obtenues à l'aide de l'étincelle électrique qui fournit une fréquence de un cent millième à un millionième de seconde, le nombre des décharges des condensateurs variant avec la rapidité de rotation des interrupteurs.

Les applications de quantité sont : les applications directes, le lit condensateur et l'auto-conduction (cage d'Arsonval).

Les applications de tension se font à l'aide des électrodes de Doumer, d'Oudin, de Mac Intyre, des électrodes à effluver, à étinceler, à fulgurer.

> L'hypertension artérielle et les troubles qu'elle entraine (artério-sclérose).
> L'asthénie nerveuse.
> Le diabète.

sont des affections justiciables des applications de quantité.

> Le lumbago.
> L'atonie intestinale.
> L'entérite muco-membraneuse et la constipation.
> Les tumeurs de la peau.
> Le cancer.
> Le prurit.
> L'eczéma.
> Le mal perforant plantaire.
> La fissure anale.
> Les hémorroïdes.
> La radiodermite.
> Lupus érythémateux et les affections cutanées,

relèvent plutôt des applications de tension.

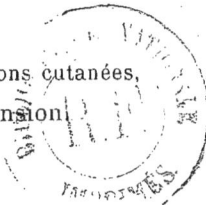

IMP. JULES CÉAS ET FILS. — VALENCE ET PARIS.

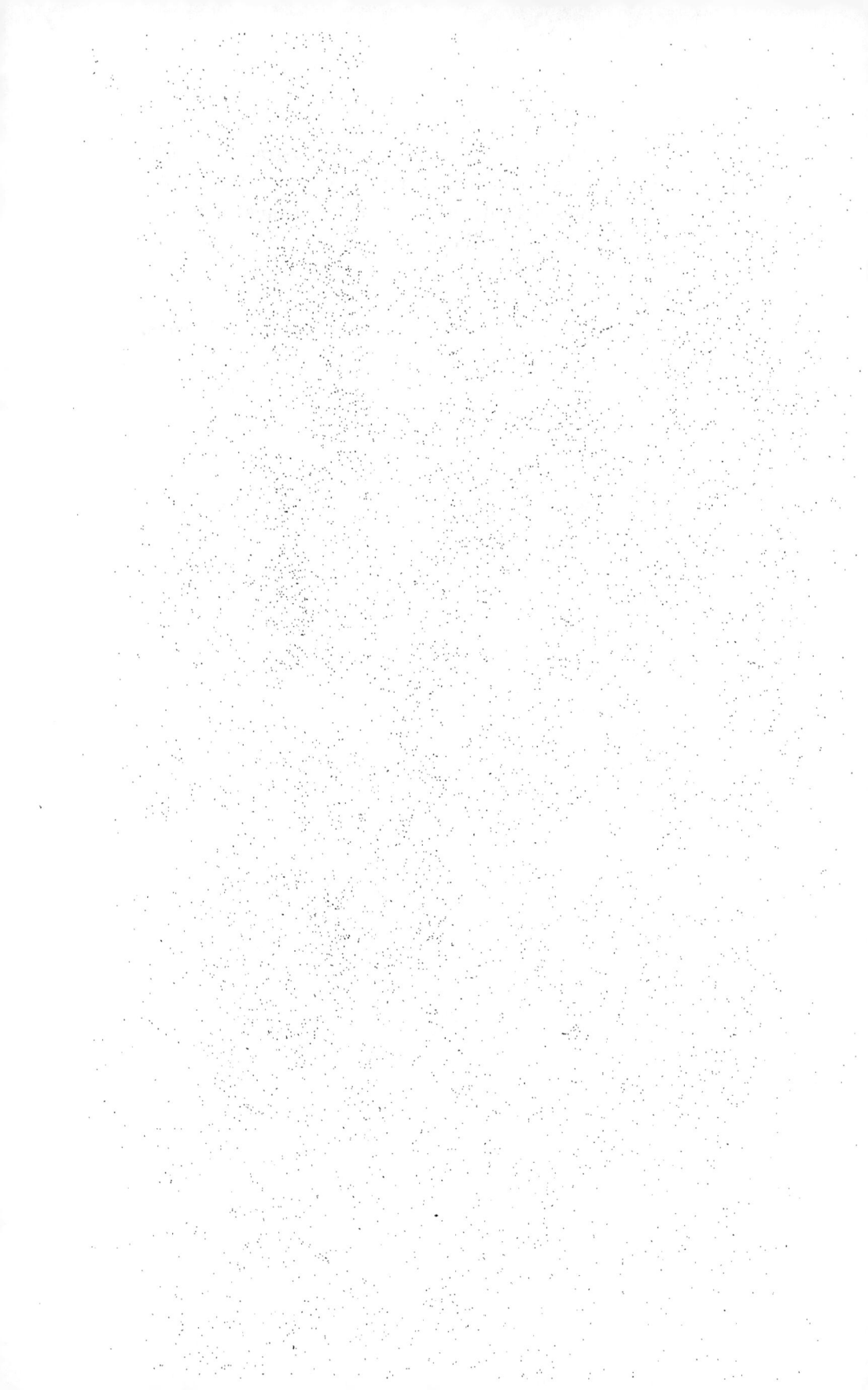

www.ingramcontent.com/pod-product-compliance
Lightning Source LLC
Chambersburg PA
CBHW060501200326
41520CB00017B/4874